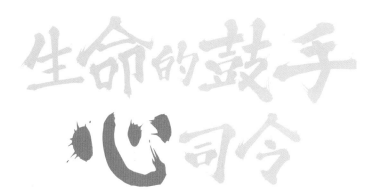

生命的鼓手
心司令

中国日报新媒体 ○ 联合监制

春芽 ○ 著

瓦西李 苏奕妍 ○ 绘

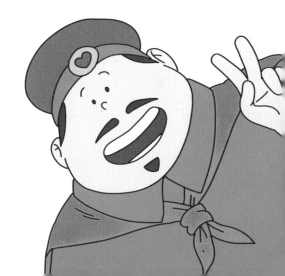

CTS K 湖南科学技术出版社 · 长沙

"砰砰——砰砰——",
当我们把耳朵贴近胸口时,
总能听见连续不断的"鼓声"。

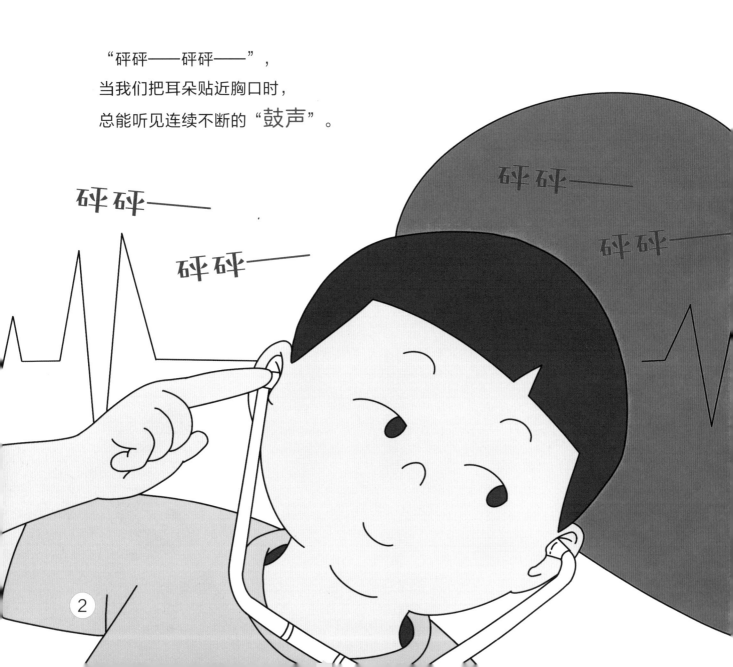

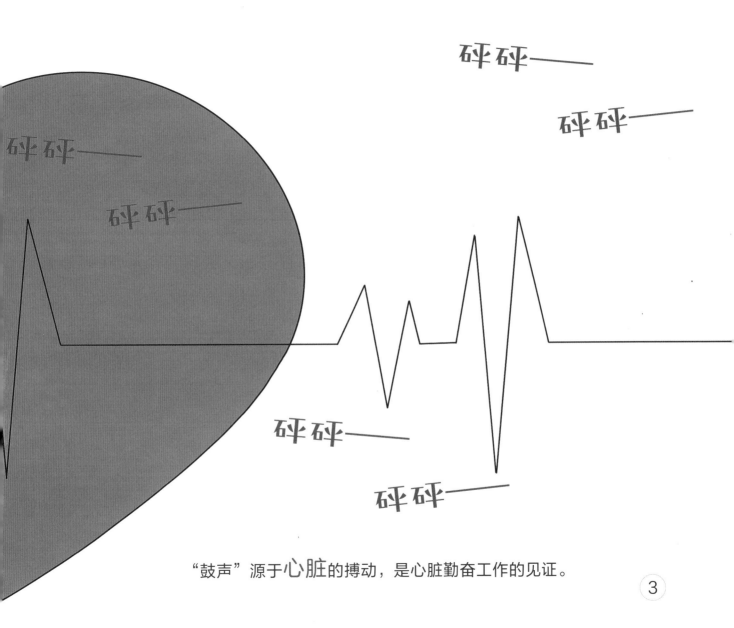

"鼓声"源于心脏的搏动，是心脏勤奋工作的见证。

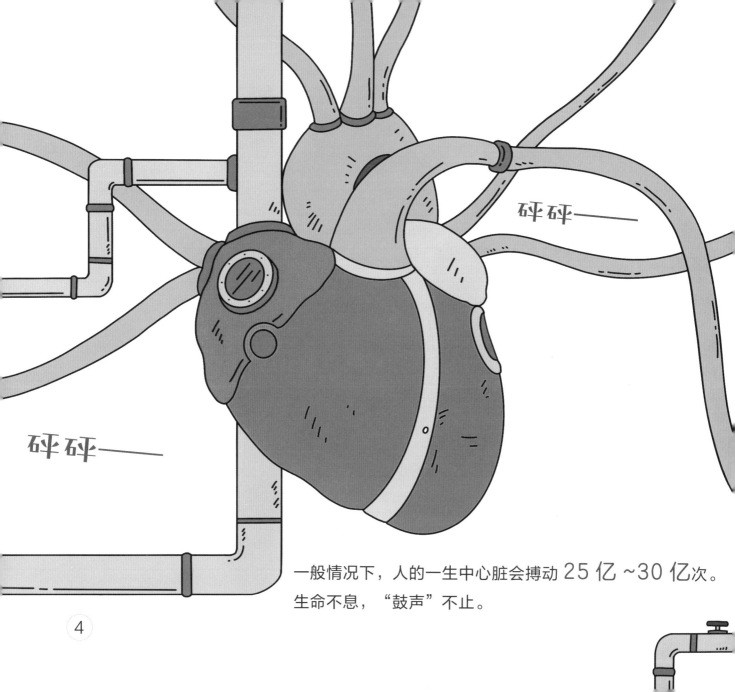

砰砰——

砰砰——

一般情况下，人的一生中心脏会搏动 25 亿～30 亿次。
生命不息，"鼓声"不止。

因此，人们也把心脏叫作生命的鼓手。

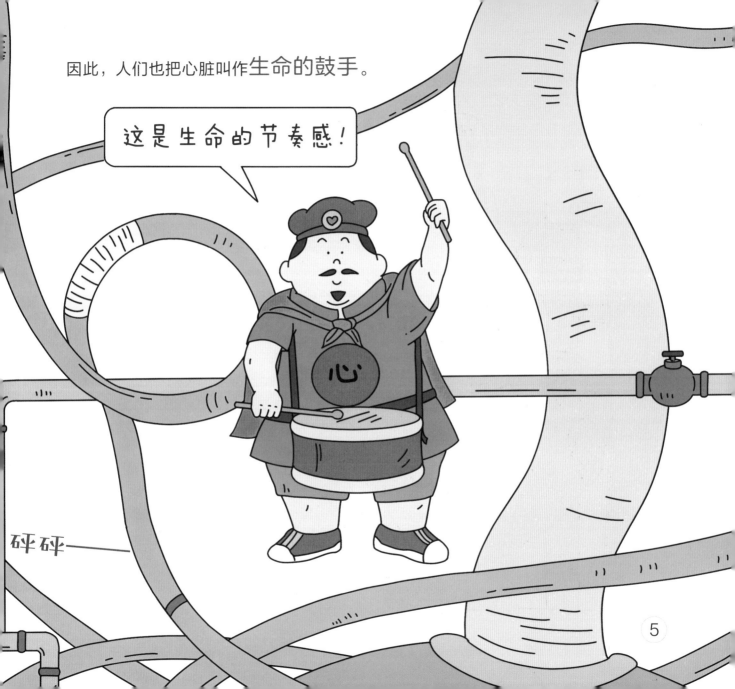

在我们的胸中，两肺之间、隔膜之上，就是生命的鼓手——心脏的居所。

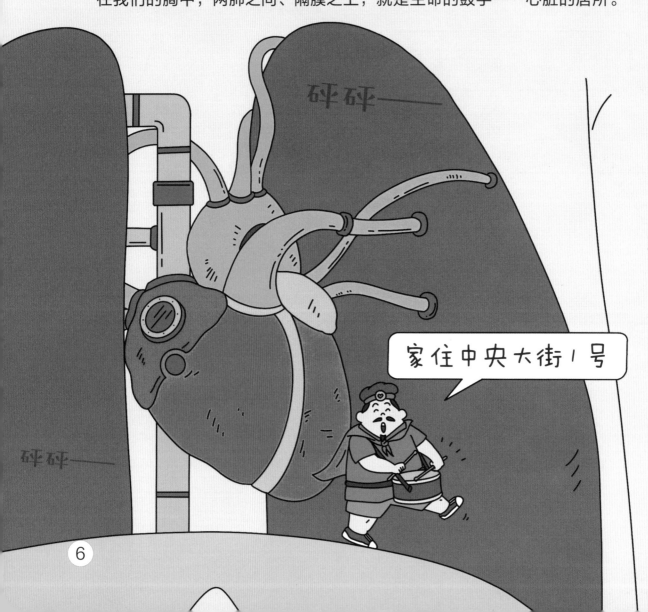

心脏形态尖圆，就像一朵倒放未开的莲花。

在古人创造的象形字里，"心"字就酷似一朵莲花。

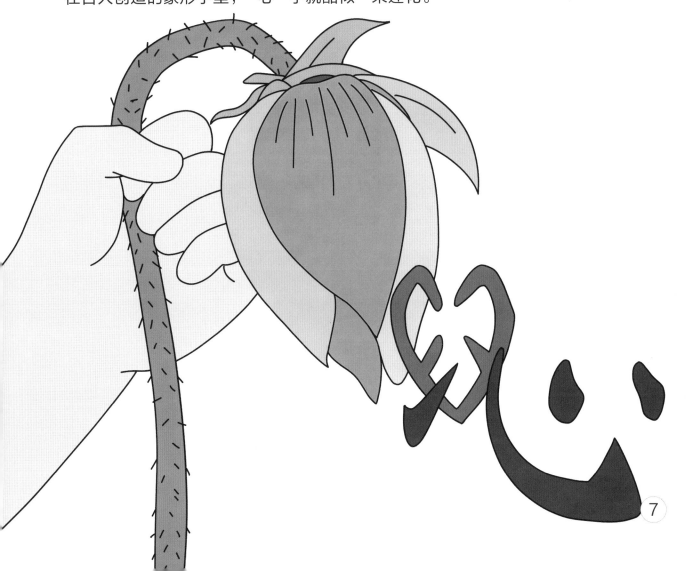

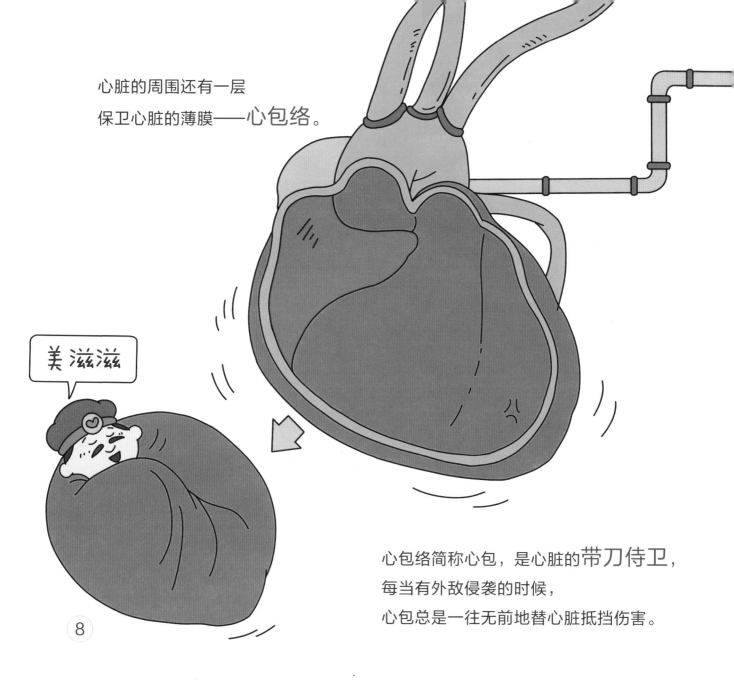

心脏的周围还有一层
保卫心脏的薄膜——心包络。

美滋滋

心包络简称心包，是心脏的带刀侍卫，
每当有外敌侵袭的时候，
心包总是一往无前地替心脏抵挡伤害。

8

心脏是脏腑王国中唯一配备侍卫的脏腑，
它地位尊崇，对脏腑王国有重要作用。

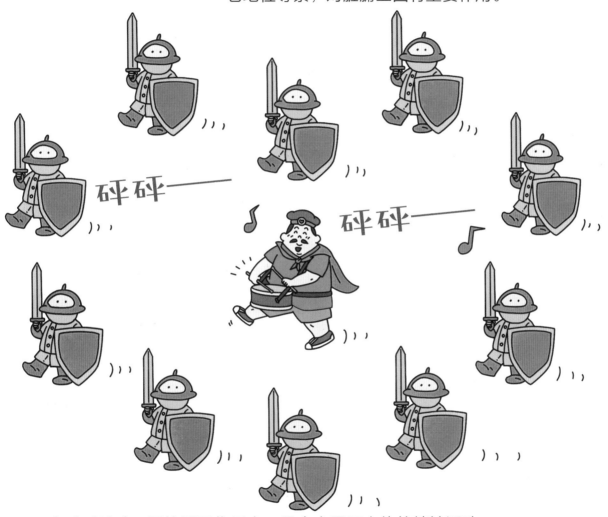

心脏对脏腑王国的重要作用之一是它主导了人体的精神活动。

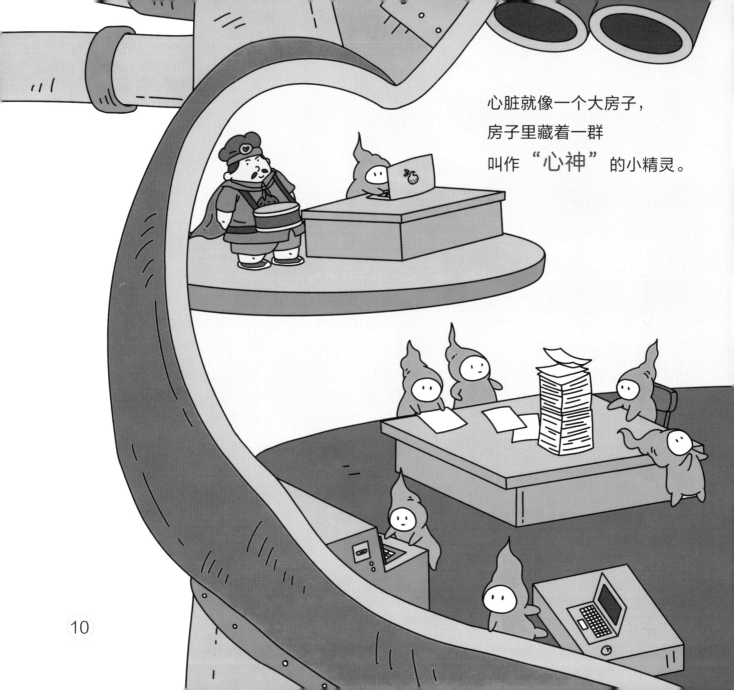

心脏就像一个大房子，
房子里藏着一群
叫作"心神"的小精灵。

10

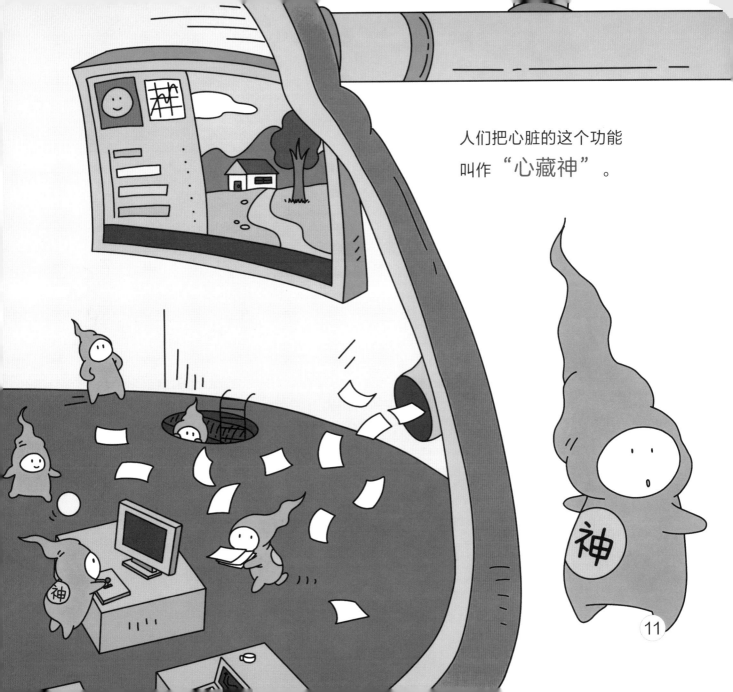

人们把心脏的这个功能
叫作"心藏神"。

心神并不是传说中的神仙，但它是生命的主宰，
管理着我们的情感、意识和思维。

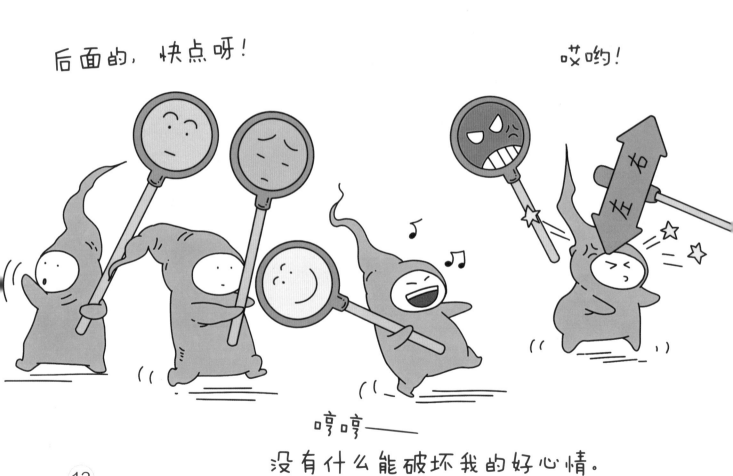

心脏通过心神指导着脏腑、形体的工作和行为，

在脏腑王国中履行着统帅的职能，所以人们也把心脏称作心司令。

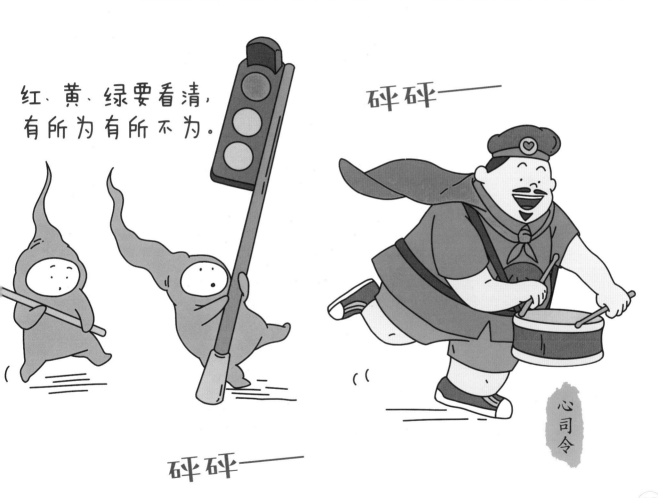

心神的健康特别容易受到情绪的影响。

在众多情绪中，对心神影响最大的是**过度喜悦**。

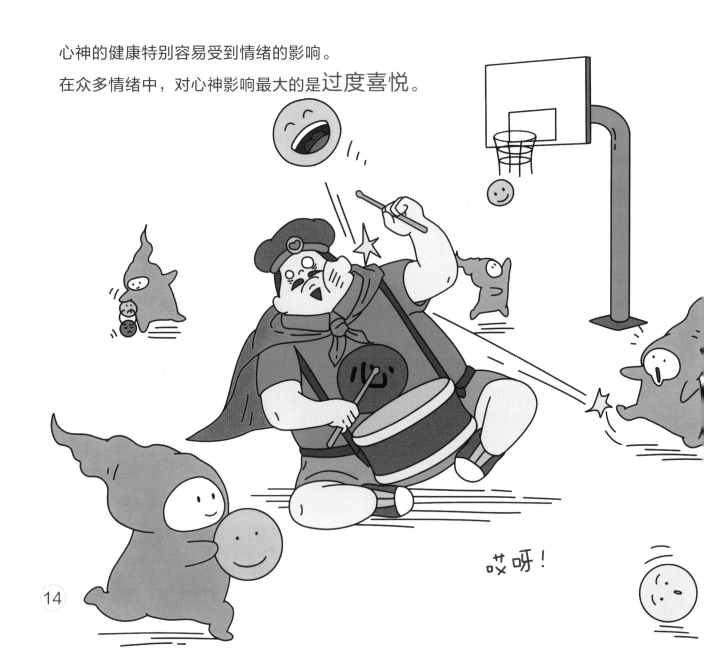

哎呀！

我国清代文学家吴敬梓的代表著作《儒林外史》中就讲述了一个"过喜伤心"的故事。

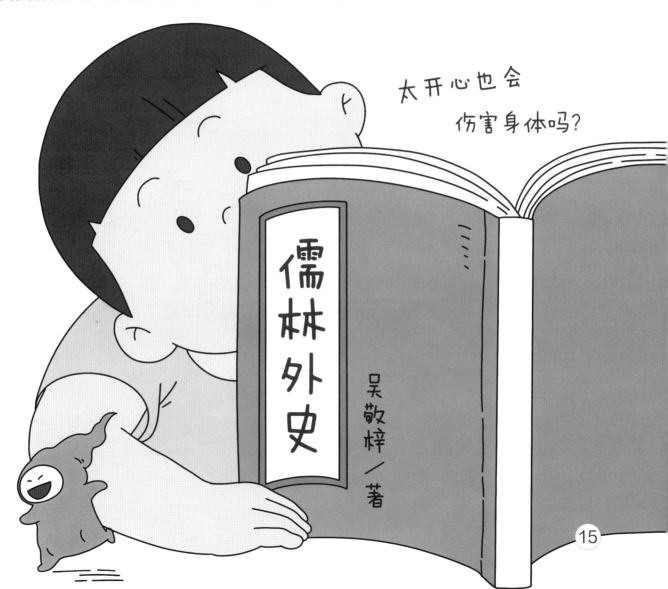

太开心也会伤害身体吗？

范进是古代的一位读书人，他连考 20 多次，直至 54 岁时才考中秀才。

这是锲而不舍，好吧！

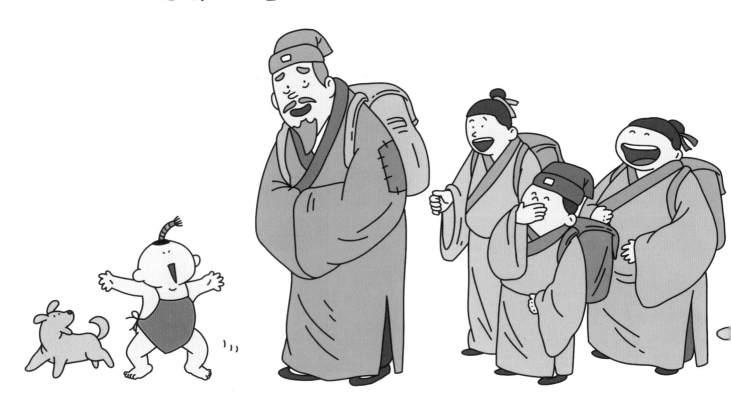

范进的前半生穷困潦倒，受尽了冷遇、歧视。

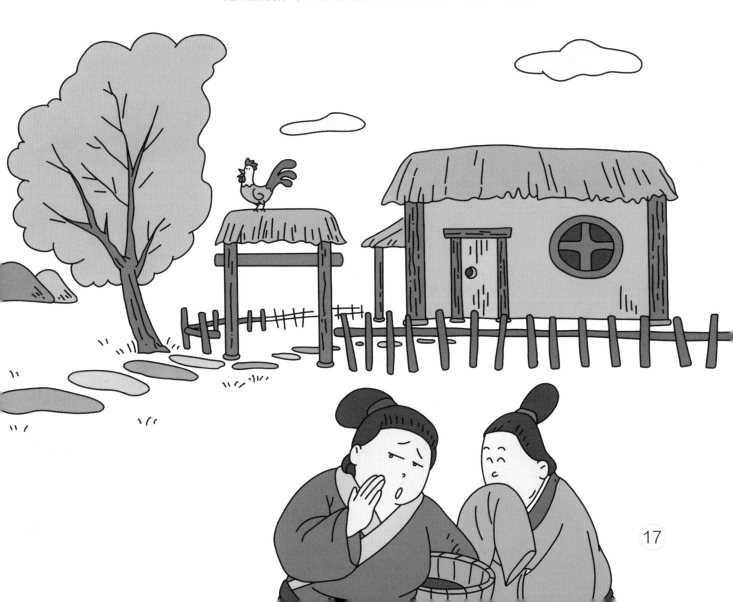

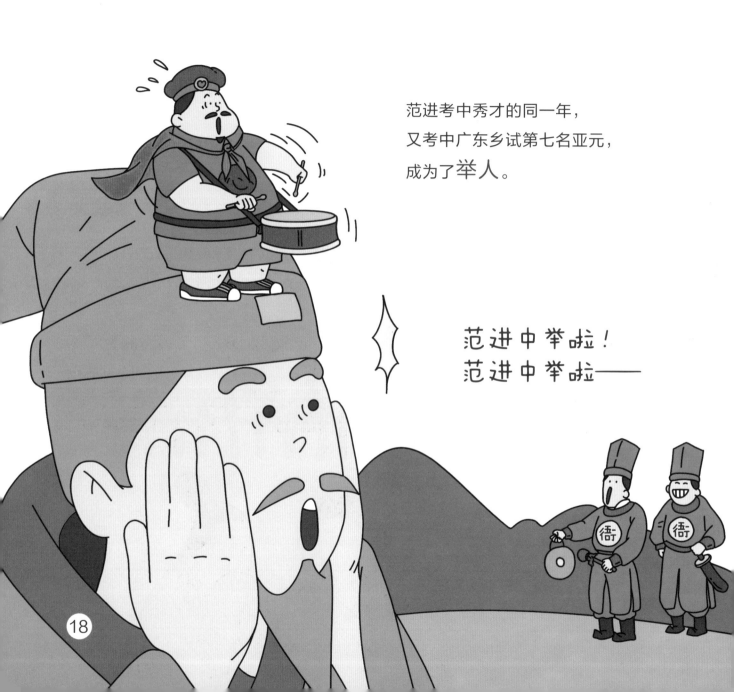

范进考中秀才的同一年，
又考中广东乡试第七名亚元，
成为了举人。

范进中举啦！
范进中举啦——

18

范进得知自己中举的消息后，喜悦过度，以致心神错乱得了疯病。

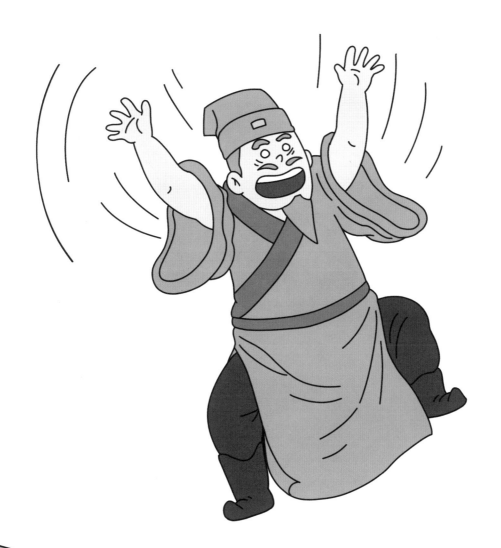

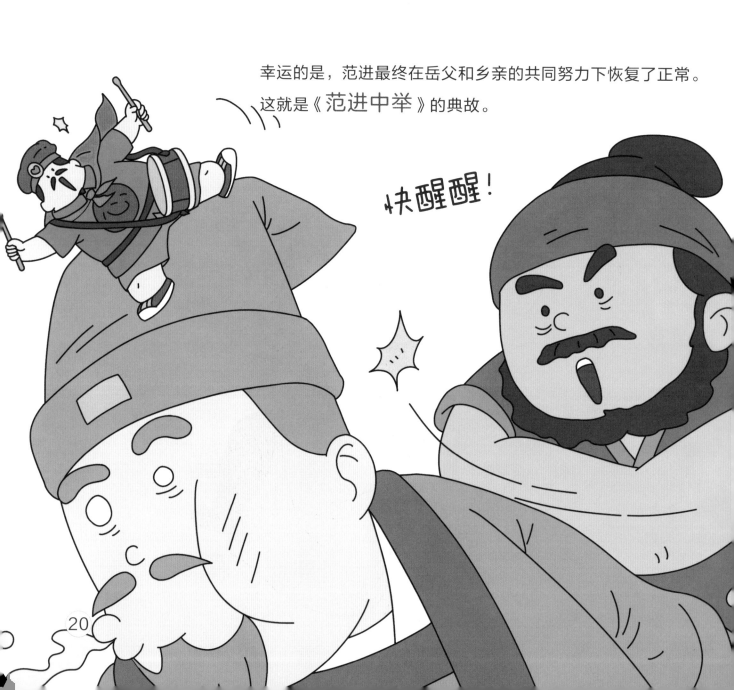

幸运的是，范进最终在岳父和乡亲的共同努力下恢复了正常。
这就是《范进中举》的典故。

快醒醒！

《范进中举》的典故告诉我们，
面对突如其来的喜讯时，
要控制自己的情绪，以免过度喜悦影响心神。

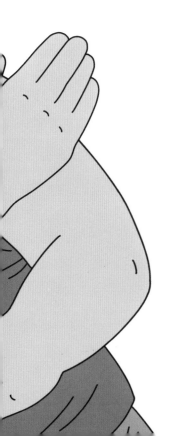

好危险——

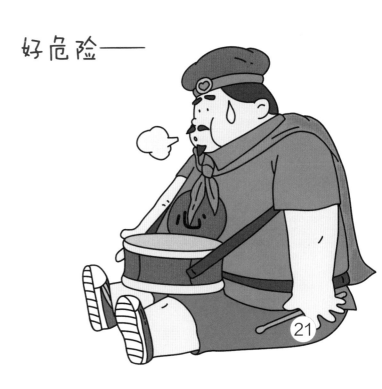

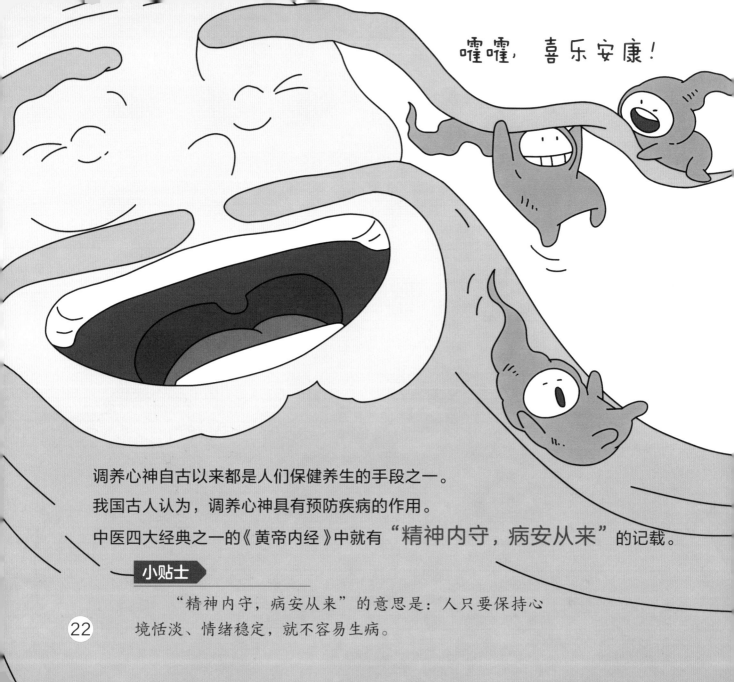

喔喔，喜乐安康！

调养心神自古以来都是人们保健养生的手段之一。

我国古人认为，调养心神具有预防疾病的作用。

中医四大经典之一的《黄帝内经》中就有"精神内守，病安从来"的记载。

小贴士

"精神内守，病安从来"的意思是：人只要保持心
境恬淡、情绪稳定，就不容易生病。

我国清代皇帝起居办公的场所也以"养心殿"命名，
就是在提醒皇帝时刻要注意调养心神。

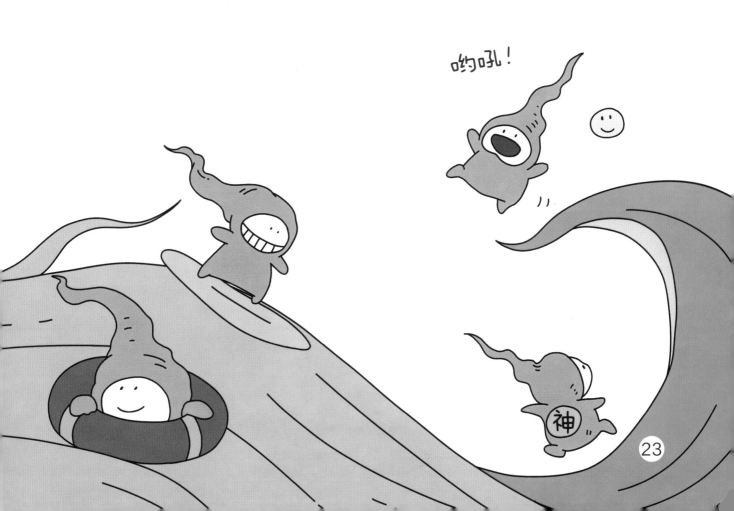

心脏除了主导人体的精神活动，
还有一个重要的作用——促进血液的生成和运行。
在中医理论中，心脏犹如一个**制血机器**。
它可以将脾脏运化而来的气和津液进行加工炼化，
使之成为鲜红的血液，
这个过程就是"**奉心化赤**"。

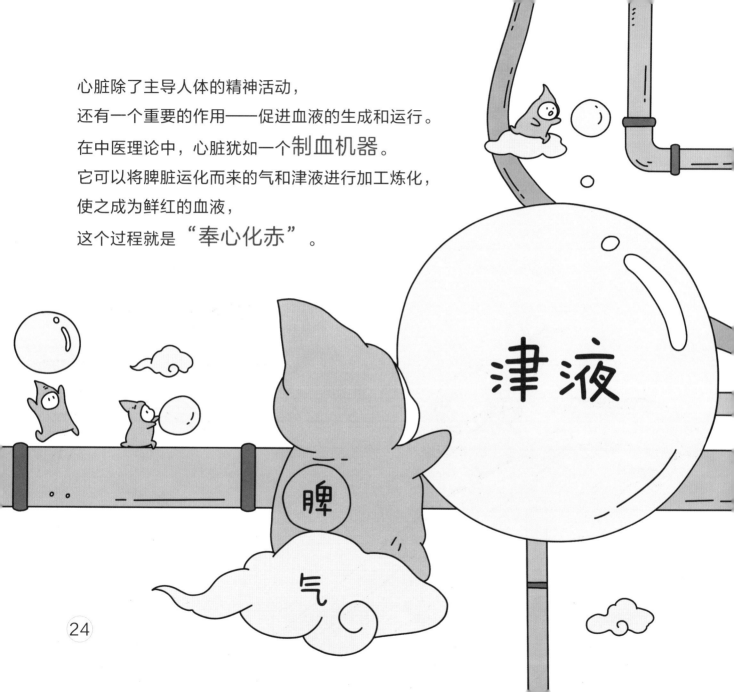

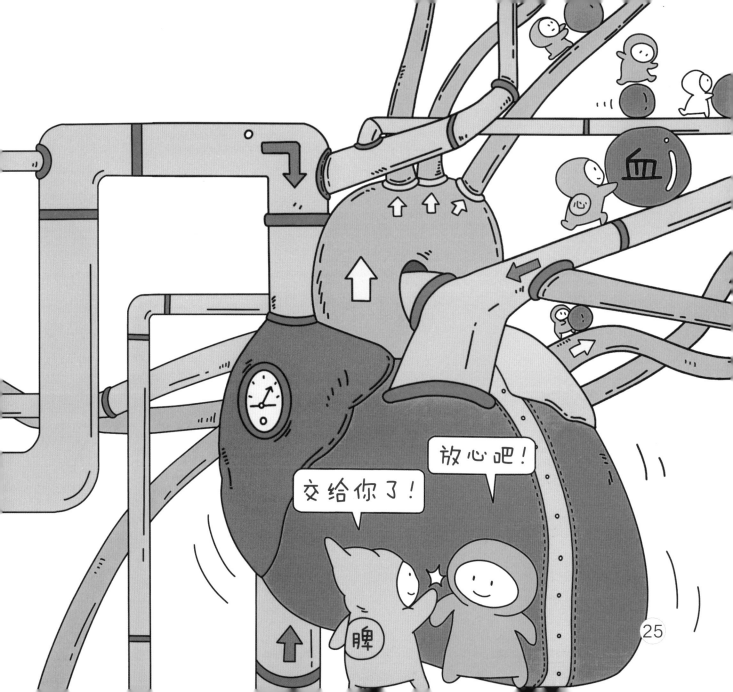

如果心脏制造血液的功能出现了异常，
我们的身体就会失去血液的濡养。

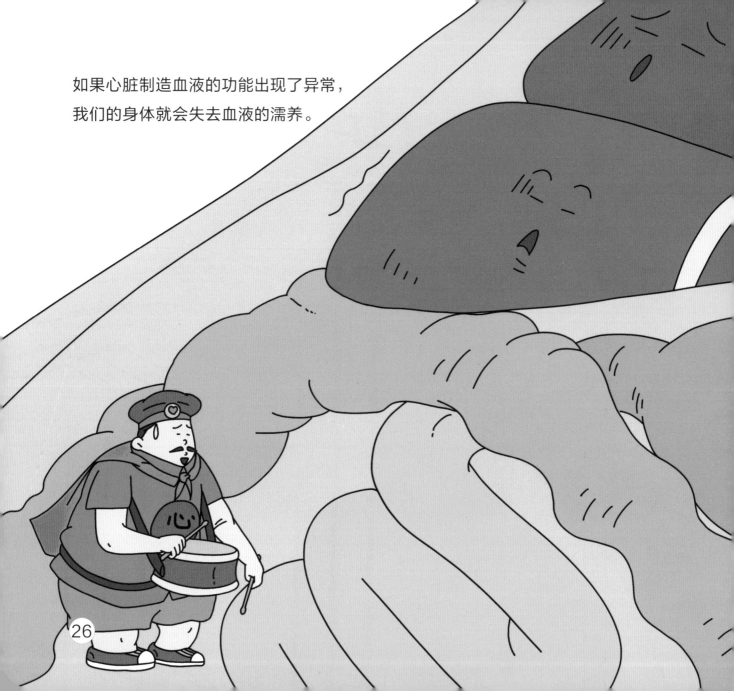

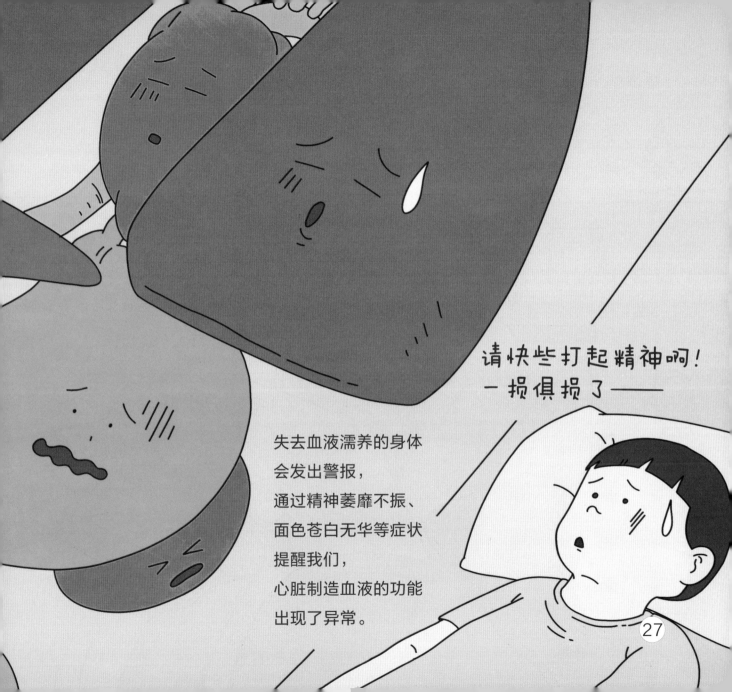

请快些打起精神啊！
一损俱损了——

失去血液濡养的身体
会发出警报，
通过精神萎靡不振、
面色苍白无华等症状
提醒我们，
心脏制造血液的功能
出现了异常。

27

心脏不仅可以制造血液，
还可以促进血液正常运行。

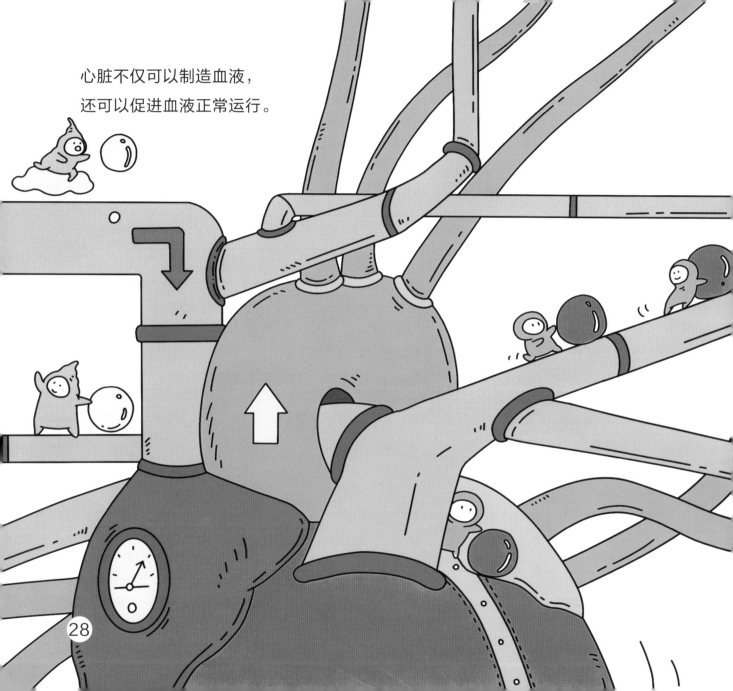

在心脏麾下，有一群叫作"心气"的小助手，
这些心气可以推动血液在身体中
循环往复地运行。

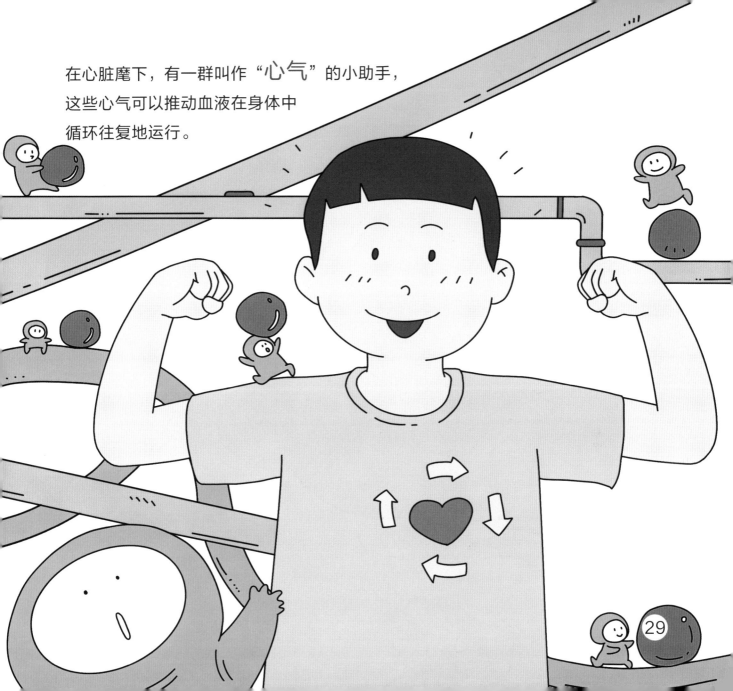

如果身体里心气的数量少、力量弱，
血液在脉管中的运行速度就会减慢，甚至停滞，
停滞不前的血液很容易形成瘀血，这就是"**因虚致瘀**"。

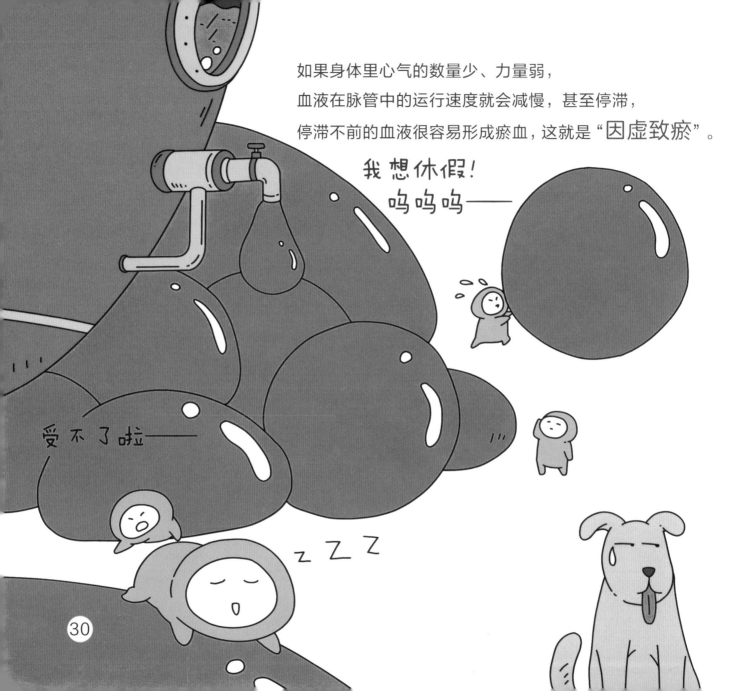

我想休假！
呜呜呜——

受不了啦——

ZZZ

30

当瘀血产生的时候，人们嘴唇的颜色会变得乌紫，舌体上会产生瘀斑。

小朋友可以看看身边的人是否有这样的问题，体验一下当小中医的感觉吧！

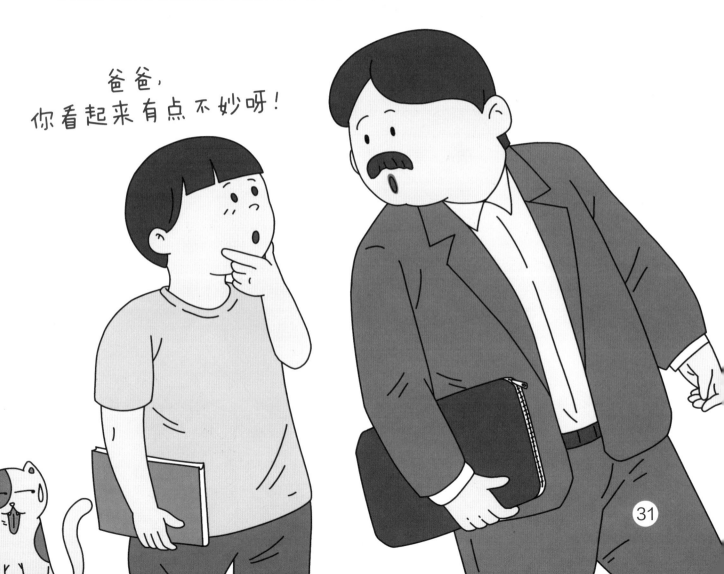

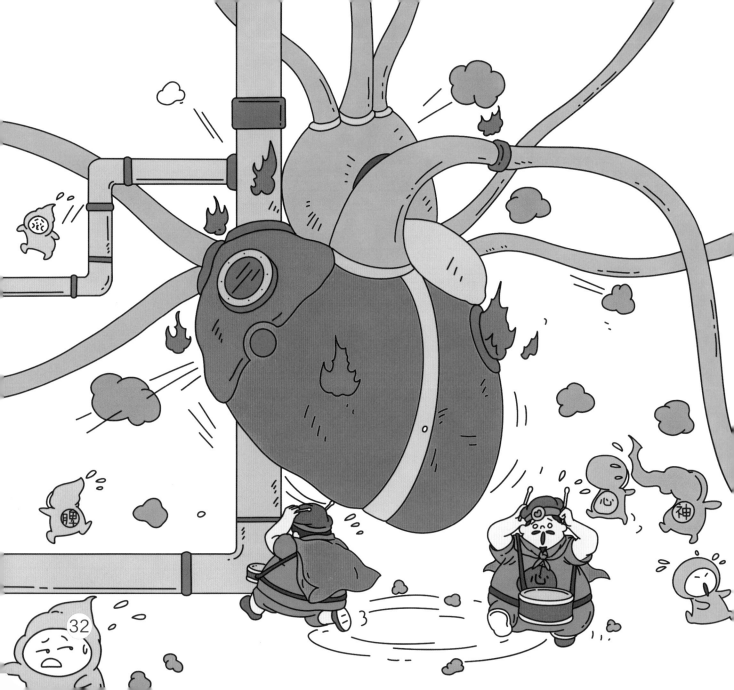

心脏对我们来说如此重要，我们应该如何保护它呢？
首先，要了解心脏的性格。

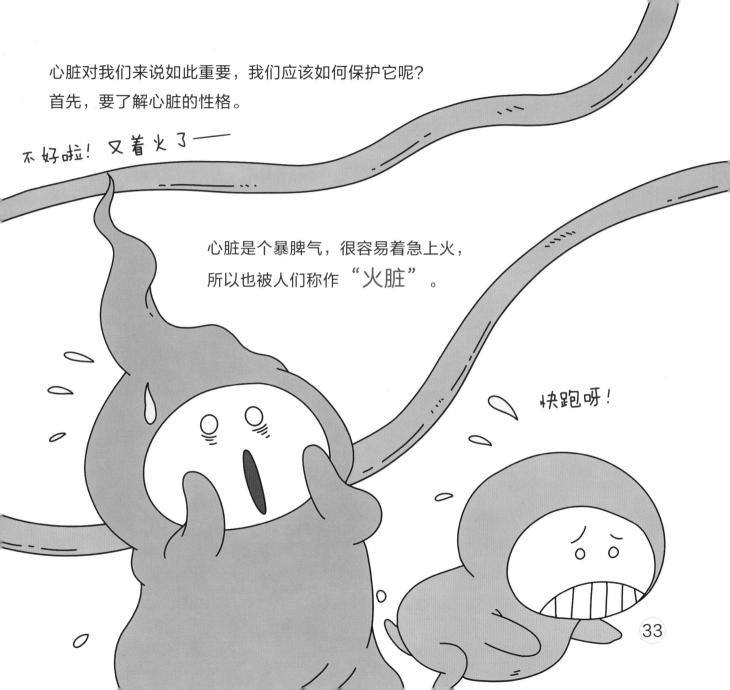

当心脏上火时，我们的舌头上会长出又红又痛的口疮；
心神也会烦躁不安，导致我们失眠多梦。

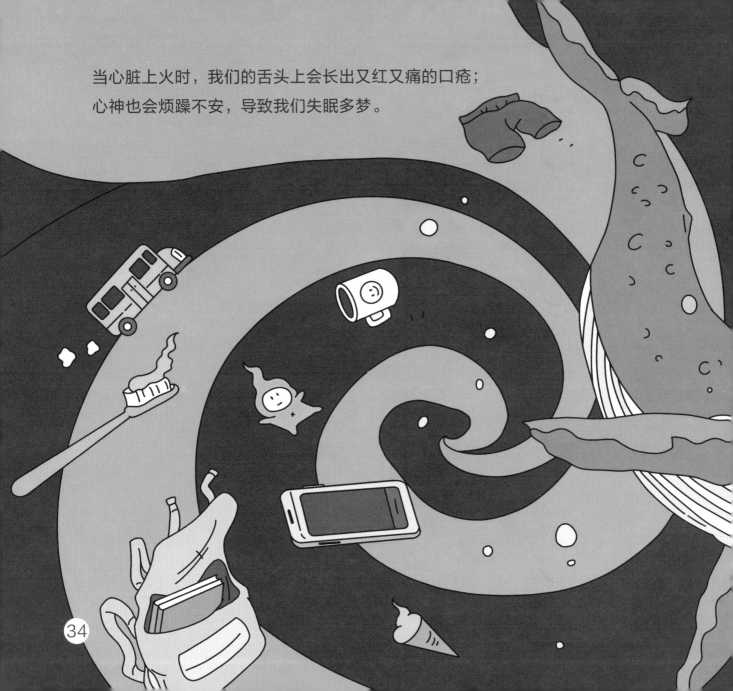

34

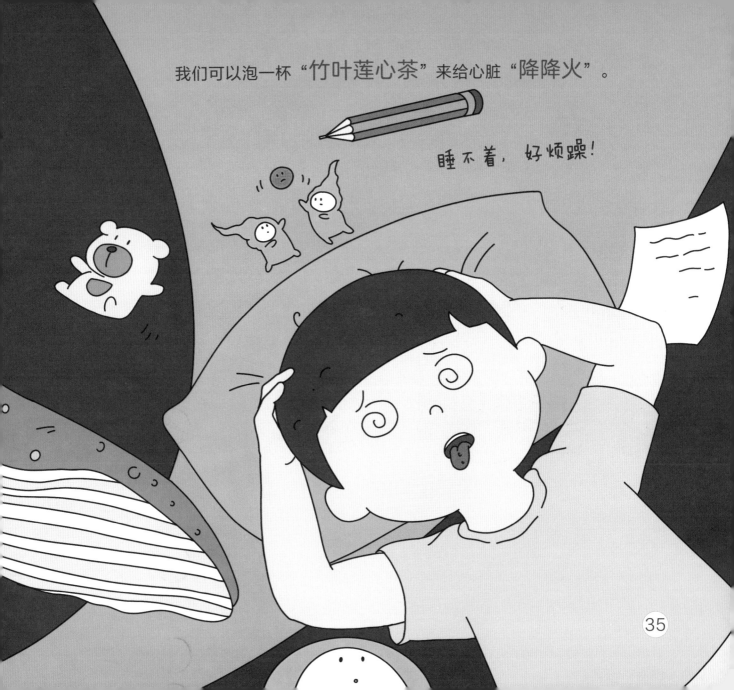

竹叶莲心茶由淡竹叶和莲子心两味中药组成。
淡竹叶可以清心除烦，莲子心可以清心安神，
两个药搭配可以有效地去除上火对心脏的困扰。

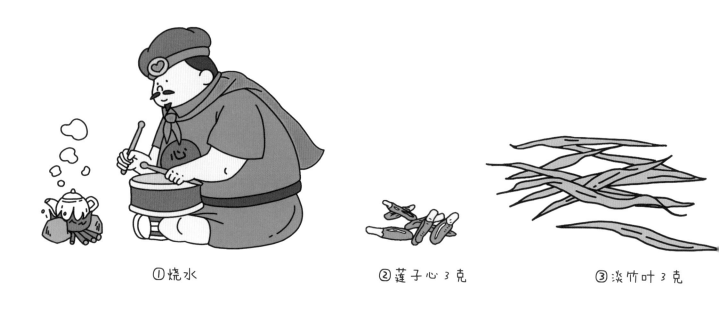

①烧水

②莲子心 3 克

③淡竹叶 3 克

竹叶莲心茶的制作也非常简单：

首先取淡竹叶和莲子心各 3 克放入杯中；

然后用 300 毫升的沸水冲泡，待茶水温度适宜入口时即可饮用。

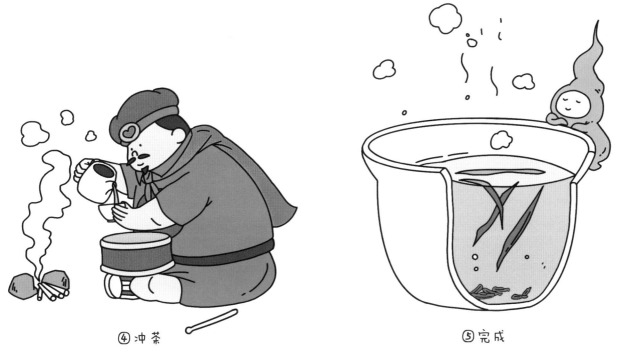

④冲茶

⑤完成

小贴士

小朋友须在家长的陪伴下完成竹叶莲心茶的制作。

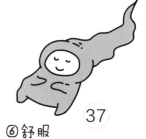

⑥舒服

除了竹叶莲心茶，我国著名养生功法"八段锦"的
第五段"摇头摆尾去心火"也对心火有很好的防治作用。

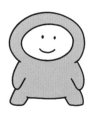

①两腿开立
　比肩略宽

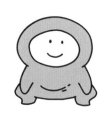

②屈膝成马步，
　双手扶在膝上，
　虎口对着身体。

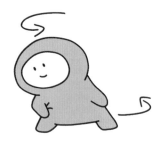

③重心压向右脚，
　身体向左画弧

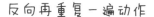

反向再重复一遍动作

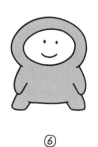

⑥

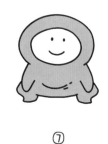

⑦

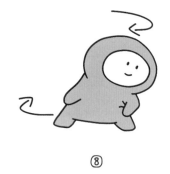

⑧

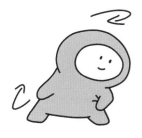

④转至左侧，重心
　转向左脚，身体
　向右画弧

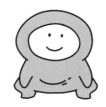

⑤还原

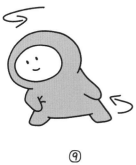

⑨

⑩

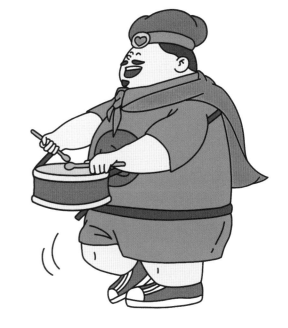

图书在版编目（CIP）数据

生命的鼓手心司令 / 春芽著；瓦西李，苏奕妍绘. — 长沙：
湖南科学技术出版社，2023.11
　（我是小中医）
　ISBN 978-7-5710-2548-9

Ⅰ. ①生… Ⅱ. ①春… ②瓦… ③苏… Ⅲ. ①中国医药学－
儿童读物 Ⅳ. ①R2-49

中国国家版本馆 CIP 数据核字(2023)第 226848 号

WO SHI XIAOZHONGYI
我是小中医
SHENGMING DE GUSHOU XIN SILING
生命的鼓手心司令

著　　者：春　芽
绘　　者：瓦西李　苏奕妍
出 版 人：潘晓山
责任编辑：邹　莉　张叔琦
出版发行：湖南科学技术出版社
社　　址：长沙市芙蓉中路一段 416 号泊富国际金融中心
网　　址：http://www.hnstp.com
湖南科学技术出版社天猫旗舰店网址：
　　　　　http://hnkjcbs.tmall.com
邮购联系：0731-84375808
印　　刷：湖南省众鑫印务有限公司
　　　　　（印装质量问题请直接与本厂联系）
厂　　址：长沙县榔梨街道梨江大道 20 号
邮　　编：410100
版　　次：2023 年 11 月第 1 版
印　　次：2023 年 11 月第 1 次印刷
开　　本：889mm×600mm　1/12
印　　张：$3\frac{1}{3}$
字　　数：24 千字
书　　号：ISBN 978-7-5710-2548-9
定　　价：26.00 元